MÉMOIRE

SUR

LA FORMATION DES DARTRES,

SUIVI

D'OBSERVATIONS SUR LES ÉCOULEMENS ET LES FLUEURS BLANCHES,

PAR HUET,

MÉDECIN-CONSULTANT,

MÉDECIN DE LA SOCIÉTÉ DES ARTS GRA-PHILANTROPIQUES ET DE CELLE DES 150 AMIS DE LA PHILANTROPIE, ETC.

UN VOL. IN-18.—PRIX : 2 FR.

Se vend chez l'Auteur,

RUE ST-DENIS, N. 74, PRÈS CELLE DES LOMBARDS.

PARIS. — 1830.

MÉMOIRE

SUR

LA FORMATION DES DARTRES.

IMPRIMERIE DE BELLEMAIN, RUE SAINT-DENIS, N. 268.

MÉMOIRE

SUR

LA FORMATION DES DARTRES,

SUIVI D'OBSERVATIONS SUR LES ÉCOULEMENS ET LES FLUEURS BLANCHES.

La science qui trompe, et la médecine qui tue, sont fort mauvaises sans doute ; mais la science qui instruit et la médecine qui guérit sont fort bonnes, apprenons donc à les bien distinguer.

(J.-J ROUSSEAU.)

PAR HUET,

MÉDECIN-CONSULTANT,

ET MÉDECIN DE LA SOCIÉTÉ DES ARTS GRA-PHILANTROPIQUES ET DE CELLE DES 150 AMIS DE LA PHILANTROPIE, ETC.

UN VOL. IN-18. — PRIX 2 FR.

PARIS. — 1830.

Afin que chaque personne, de quelle classe qu'elle soit, puisse avoir des conseils de vive voix sur les maladies qui font l'objet de ce mémoire, l'auteur prévient qu'il donne des consultations gratuites pour les ouvriers, tous les jours, depuis 7 heures du matin jusqu'à midi et de 4 à 9 heures du soir, rue Saint-Denis, n. 74, près celle des Lombards.

INTRODUCTION.

Je fus, il y a quelque temps, chez un médecin de ma connaissance, et je lui fis part de l'intention que j'avais de faire paraître un petit traité sur la maladie appelée *Dartre*; n'oubliez pas, me dit-il, d'intituler votre livre, *l'art de se guérir soi-même de cette maladie*, sans cela vous n'en vendrez pas un exemplaire; comment, lui répondis-je, vous voulez que je dise qu'un malade pourra se guérir lui-même, quand nous avons nous-mêmes bien de la peine à rétablir une fonction dérangée; car souvent une maladie n'est que le dérangement de la fonction d'un organe; et quand le malade même aurait un remède convenable, ses travaux, ses habitudes, ses alimens, peuvent être contraires et empêcher le malade de guérir.

J'en conviens, répondit-il, et je sais que

c'est souvent par la faute d'un traitement mal dirigé, qu'il y a tant de maladies incurables, quoiqu'au fond le remède convienne parfaitement. Mais encore une fois, je le répète, vous ne vendrez pas votre livre si vous ne l'intitulez pas comme je viens de vous le dire. Voyez tous ceux qui ont fait paraître des ouvrages intitulés : *l'art de se guérir soi-même sans médecin*, tels sont : les Giraudeau, les Ducluseau, les Rouvières et quantité d'autres; ils les ont tous bien vendus, même plusieurs éditions. Oui je répliquai, mais quand un malade a acheté un de ces livres et qu'il voit qu'il ne peut se guérir comme on lui a promis, il est bien en droit de dire en face à l'auteur : *mentiris impudentissimè*.

Moi, j'aime mieux donner mes consultations pour rien, que d'induire le public en erreur ; j'aime mieux ne pas vendre mon papier que d'écrire dessus ce que je ne crois pas; mais je défie à un dartreux, quelque malade qu'il soit de cette maladie, lorsqu'il aura suivi mes conseils exactement, pendant le cours de son traitement, de me dire en face, à la fin, *mentiris impudentissimè*.

MÉMOIRE

RAISONNÉ

SUR LA FORMATION DES DARTRES ENVISAGÉES SOUS LE RAPPORT PHYSIOLOGIQUE ; ET SUR L'AVANTAGE DE L'EMPLOI DE NOUVEAUX MÉDICAMENS QUI ASSURENT LA CURE RADIALE DE CETTE MALADIE ; SUIVI D'OBSERVATIONS SUR LES ÉCOULEMENS ET FLUEURS BLANCHES, ET DES MOYENS PROPRES A LES DÉTRUIRE.

CHAPITRE Ier.

(*Vita brevis ars longa,* DIT HIPPOCRATE.)

PÉNÉTRÉ de cette vérité quand je commençai l'exercice de la médecine, je m'appliquai à la recherche des maladies de peau ; les dartres fixèrent particulièrement mon attention. Alors je m'efforçai de passer en revue tous les livres, tant anciens que modernes, qui traitent de cette maladie, et en même temps à visiter les malades atteints de cette affection. L'hôpital Saint-Louis fixa aussi mon attention au sujet des dartreux; et je vis avec peine que la maladie dont il est question était plus souvent exaspérée que guérie; et souvent les pauvres herpétiques avaient une dartre plus considérable en quittant cet hôpital que lorsqu'ils y étaient entrés.

C'est en gémissant sur le sort de l'humanité que je redoublais de zèle et d'activité, pour trouver la véritable cause des dartres ignorée jusqu'à présent, et sans laquelle on échouera toujours dans le traitement.

1° En examinant les dartres sous le rapport de la fréquence et de l'intensité dans les pays à température très-haute et dans ceux à température très-basse, je n'eus pas de peine à me convaincre que les premiers en fournissaient une grande quantité, et si intenses qu'elles sont souvent devenues lépreuses. Dans les derniers, au contraire, on remarque peu de ces affections, mais beaucoup de maladies de poitrine et surtout des reins; c'est par le froid qui règne au nord de la France que les hergers de la Belgique (habituellement dehors) sont atteints de néphrite (pissement de sang , etc.).

Pendant les hivers froids en Angleterre, où la température est très-variable, c'est où l'on remarque le plus de maladies de poitrine ; ainsi, en résumant ce qui vient d'être dit, l'on voit que les dartres prennent naissance sous l'influence d'une température très-élevée, les maladies des reins sous celle d'une température très-basse, et les maladies de poitrine sous l'influence d'une température très-variable ; ce qui sera exposé dans la suite de cet ouvrage.

CHAPITRE II.

(Ubi stimulus ibi fluxus.)

Définition des Dartres. (Herpes.)

Une dartre est une affection chronique d'un ou plusieurs organes, composant la peau caractérisée par la desquamation ; la vésication, la rougeur de la partie affectée ou sa destruction.

La cause de cette affection est irrévocablement dans le sang qui contient à la fois les élémens propres à former l'urine et ceux nécessaires à constituer la sueur, et qui doivent être séparés par des organes spéciaux chargés chacun en particulier d'expulser au-dehors de l'individu ces substances usées, produit indubitable de l'élimination interstitielle, ainsi que des élémens hétérogènes introduits dans l'économie par alimentation ou absorption desquels le sang sert de véhicule.

Le vice dartreux prend sa source dans un

dérangement soit alternatif, soit continuel, d'un ou plusieurs élémens destinés à composer l'urine et qui sont introduits dans les voies sodorifères. Posons en principe général que par cela seul qu'une humeur n'a pas été élaborée pour passer dans l'organe dans lequel elle se trouve accidentellement, elle peut l'irriter, l'enflammer, le corroder, même le détruire surtout en traversant les glandes qui ordinairement sont si susceptibles de s'enflammer, s'engorger même, s'abcéder, comme on le remarque dans les scrophules. Eh bien! c'est positivement là ce qui arrive au corps papillaire dans la formation des dartres. Lorsqu'une quantité plus ou moins grande d'acide urique duré se trouve êtreentraînée par les sueurs dans le corps réticulaire, ces petites agglomérations bourgeonneuses s'irritent et font détacher l'épiderme par petites squammes lamelleuses semblables à du son; c'est ce qu'on nomme dartre furfnrassée ou farineuse. Personne ne révoque en doute que lorsqu'une sécrétion est diminuée, une autre est activée, les sueurs étant augmentées sous l'influence de la chaleur; sous la même influence, la sécrétion urinaire diminue. Il n'est donc pas étonnant que des élémens destinés à composer celle-ci se trouvent entraînés vers la périférie en plus grande quantité, et ne pouvant traverser ces petites glandules ou corps réticulaire, parce que celui-ci s'enflamme. L'humeur s'amasse par petits foyers qu'on nomme boutons. Souvent ceux-ci se trouvent corrodés, se déchirent même, et laissent échapper une humeur qui s'aglutine à leur surface, s'y dessèche et forme des croûtes; c'est la dartre crustacée ou croûteuse.

Quelquefois à l'approche de ce fluide hétérogène, les papilles s'irritent et se contractent tellement que l'humeur accidentellement arrivée passe dans les lacis déliés du corps réticulaire, s'y fixe et entretient l'irritation par taches de diverses grandeurs ; c'est la dartre vive ou pustuleuse.

Les choses continuant d'augmenter ou débutant même par ce haut dégré d'inconvénance des humeurs avec les différentes parties avec lesquelles elles se trouvent en contact, et qui constituent le réseau glandulo-vasculo-pérérique, de sorte que celui-ci ne pouvant résister à laisser passer, ni contenir une humeur corrosive pour lui, s'irrite, s'enflamme et se désorganise ; c'est la dartre ulcérée

Ainsi en résumant, l'on voit clairement que toutes ces variétés de dartres sont enfantées par la même cause, et ne sont que les symptômes d'une même affection plus ou moins développée dans son intensité; la chaleur, comme je le ferai remarquer, étant la cause prédisposante et très-souvent déterminante de cette maladie, celle-ci devient d'autant plus difficile à guérir que la cause productrice est favorisée par *l'hidiosincratie* du sujet.

CHAPITRE III.

PHYSYOLOGIE

La physiologie est la connaissance de la fonction des organes pendant la vie.

Les boissons ingérées dans l'estomac, et généralement tous les liquides aqueux, absorbés à la surface du corps, sont portés dans le sang veineux par les veinules et les vaisseaux absorbans. La fonction de ces liquides est d'étendre ce sang qui est d'autant plus chargé du produit de la décomposition interstitielle, qu'il est plus proche du cœur, à une petite distance de cet organe ; il se charge encore du chile, c'est alors plus que jamais qu'il a besoin de liquides aqueux pour étendre son véhicule afin que ce sang soit mieux oxigéné en traversant le *parenchime* pulmonaire. Aussi la nature prévoyante demande qu'on porte les liquides dans l'estomac placé au-dessous du cœur pour s'en servir comme il vient d'être dit.

En traversant la substance *parenchimateuse* des poumons, au moment où le sang est hématosé, les fluides aqueux qui circulent avec lui se saturent du produit de la décomposition en deux parties, une de sels et d'acides destinée à passer par les reins; l'autre partie d'acides est destinée à sortir par les porres cutanés.

Tant que l'équilibre existe, c'est-à-dire, que toutes les fonctions se font intégralement, les vaisseaux sudorifères trouvent dans le sang, par la vaporisation du corps, ces matières excrémentitielles propres à passer dans leurs vaisseaux, et les portent sans cesse à la surface cutanée. Les reins se débarrassent également des sels et acides destinés à constituer l'urine.

C'est cette intégrité rigoureuse de toutes les fonctions qu'on nomme santé, car une fois l'équilibre rompu, les désordres s'agravent les uns par les autres.

Si l'on me demande une preuve de ce que je viens d'avancer, je crois pouvoir la donner suffisante.

1o Personne ne révoque en doute que les principes constituans de l'urine soient dans le sang, puisqu'on a trouvé de l'acide urique, de l'urée, etc. ; on n'a pas trouvé de l'urine toute formée sans doute, puisqu'elle est sécrétée par les reins; mais je le répète, les élémens qui servent à la former;

2o Si l'on doute que les principes de la sueur soient aussi dans le sang, qu'on fasse l'expérience suivante et l'on se convaincra.

Prenez du sang humain, mettez le bouillir sur le feu avec une petite quantité d'acide sulfurique, et vous sentirez aussitôt l'ébulition, une forte odeur aigre de sueur d'homme.

Faites l'expérience avec du sang de cheval, et vous trouverez une odeur de sueur de cheval et de crottin; répétez sur chaque animal différent et vous reconnaîtrez l'odeur de sa sueur.

Je suis donc en droit de conclure d'après cela que les principes de la sueur et de l'urine sont dans le sang.

Terminons ce chapitre en faisant connaître les quatre grandes voies sans cesse ouvertes, par lesquelles le corps rejette au-dehors ce qui ne lui convient plus; ces voies sont : 1. les poumons; 2. les reins; 3. les porres cutanés; 4. enfin le tube digestif.

CHAPITRE IV.

PATHOLOGIE.

Une maladie est le le résultat d'un organe stimulé par un agent qui ne lui convient pas, ou en d'autres termes la lésion d'un organe ou de sa fonction.

Les dartres sont-elles une maladie, la réponse est affirmative; cela est assez prouvé par la définition que j'en ai donnée ainsi que par les désordres hideux ou incommodes qui sont malheureusement trop communs.

Certaines professions, telles que la boulangerie et la forge, etc., sont plus sujettes à faire contracter des dartres que certaines autres, 1. parce que ce sont des travaux pénibles, et 2. parce qu'ils se font près d'un grand feu.

Le travail pénible active le poumon, ce qui fait davantage de calorique; ce dernier ne servant pas à élever la température du corps qui reste presque toujours la même; ce calorique, dis-je, dilatte les porres cutanés pour s'échapper par toute la périférie du corps, et entraîner avec lui la sueur qu'il a vaporisée en plus grande quantité.

Ainsi l'on voit qu'un travail pénible fait suer parce qu'il produit de la chaleur intérieurement, et si ce travail est fait près d'un grand feu, ce dernier en produit à l'extérieur du corps. Ces deux chaleurs (si je puis ainsi dire) se joignent et dilattent tellement les porres cutanés qu'une grande partie des liquides est vaporisée, et se transforme en sueur abondante. Heureux, quand cette dernière n'entraîne pas avec elle des élémens salins ou acides destinés par la nature à être rejetés par un autre voie; car alors il y aurait formation inévitable d'une dartre plus ou moins grande.

La chaleur de la belle saison agit, comme je viens de le démontrer, pour celle du corps et du feu, c'est pour cela qu'il y a beaucoup plus de dartres dans la saison chaude que dans celle froide.

Et plus dans les pays chauds que dans ceux froids.

Et plus chez les gens pauvres que chez les riches.

Ces derniers se préservant des grandes chaleurs de l'été et surtout ne faisant aucuns travaux pénibles n'ont presque jamais de dartres. Aussi je suis sûr qu'il y a moins de dartreux dans toute la Chaussée-d'Antin que dans la seule rue du faubourg Saint-Antoine où l'on travaille considérablement.

Il n'est pas rare surtout au printemps ou en été de voir des personnes avoir quelques boutons sur les mains ou la figure; demandez-leur d'où cela leur vient, et si ce n'est pas une dartre commençante, ils vous répondront que non; que ce sont des boutons d'échauffement, parce qu'ils ont beaucoup travaillé ces jours derniers, et que cela se passera seul; parce qu'ils n'ont jamais eu de dartres.

Eh bien! moi je dis c'est un commencement de dartres; si vous ne le détruisez, vous en aurez une plus considérable, et j'ai malheureusement presque toujours raison dans ce cas.

Ici trois questions se présentent à résoudre :

1. Les dartres sont-elles contagieuses ?

2. Des enfans peuvent-ils naître ayant déjà

un principe dartreux provenant de leurs parens ?

3. Les changemens atmosphériques subits et intenses font-ils naître des dartres; dans le cas contraire, quel en sera le résultat ?

La première question se résout d'elle-même d'après ma définition ; à la deuxième, je réponds non, des enfans n'ont pas de vice dartreux inné en eux, et dont le germe leur vienne de leurs parens ; mais ils peuvent hériter de ces derniers de la prédisposition plus ou moins grande à contracter cette affection.

Ainsi, placés dans certaines conditions, ils n'auront pas de dartres, tandis qu'ils en seront affectés sous l'influence de telles autres ; d'ailleurs cela découle naturellement de la théorie que j'en ai donné et qui est confirmée par l'expérience.

La réponse à la troisième question est la suivante :

L'affection herpétique n'a ordinairement lieu que sous l'influence d'une température élevée et long-temps continuée; mais les changemens atmosphériques, subits et intenses donneront lieu à une autre série de maladies que nous allons suivre un instant dans leur formation seulement, et nous verrons ce qui doit arriver ou, pour mieux dire, ce qui arrivera; car l'expérience l'a prouvée trop souvent.

Les changemens atmosphériques, subits et intenses peuvent avoir lieu de deux manières, ou l'atmosphère change du froid au chaud ou du chaud au froid. Dans le premier cas, si la chaleur n'est pas de longue durée, il n'y aura que des sentimens de lassitude, comme on en éprouve souvent aux premières chaleurs du printemps. Démontrons un peu ce qui se passe dans ce cas; tout le monde sait que la chaleur du corps est produite dans les poumons par la sanguification, et que cette dernière est une opération chimique vitale qui produit d'autant plus de calorique qu'il y a plus de sang et que les poumons sont plus actifs. Comme le corps conserve sa température propre dans un milieu à température variable, il faut donc qu'il ait une ressource pour produire plus ou moins de chaleur; voyons en quoi elle consiste : par le froid, le poumon est plus actif et le corps fait davantage de sang que par le chaud. Ces deux conditions font qu'il y a davantage de calorique dégagé dans le poumon qui se reprend ensuite dans tout l'individu.

Maintenant que l'atmosphère s'échauffe subitement, la chaleur ambiante vient se joindre à celle du corps, afin de baisser la température de ces derniers. La nature ralentit la fonction du poumon et la circulation du sang qui engorge bientôt ces vaisseaux, et cause par ce moyen des sentimens de lassitude et des maux de tête qui disparaissent très-bien par la saignée, comme on peut le concevoir. Il n'y a pas d'inconvénient à retirer du sang quand il y en a de trop, surtout à l'approche des chaleurs; la saignée, dans ce cas, augmente plutôt les forces qu'elle ne les diminue. Quoiqu'en pensent certaines personnes qui croient diminuer la vie en diminuant la masse sanguine.

A l'approche des froids au contraire il faut être très-retenu sur la saignée; car s'il y a trop de sang pour le moment, un peu plus tard il n'y en aura peut être pas assez pour soutenir la soustraction de calorique. Je reprends lautre moitié de ma question et dis que l'atmosphère change subitement de chaud en froid, les désordres seront bien plus graves et les résultats beaucoup plus fâcheux.

Par une forte chaleur, comme tout le

monde le sait, chacun sue beaucoup; un froid subit se fait sentir et resserre les porres cutanés, et la sueur formée se trouve arrêtée dans ses vaisseaux; un axiome médical dit qu'une fonction supplée à une autre; mais souvent ce n'est pas sans inconvénient.

La nature faisant un effort sur elle-même porte cette sueur métastasetiquement à la surface des poumons (pulmonie) ou des bronches (rhume de poitrine); par cela seul que cette humeur n'a pas été élaborée pour sortir par une surface muqueuse, elle l'irrite ou l'enflamme plus ou moins, et c'est un des désordres des voies aëriennes.

Quelques auteurs ont avancé que la sueur des pieds rentrée donnait lieu à une inflammation de l'arrière bouche vulgairement *esquinancie*; je ne suis pas éloigné de le croire, mais je ne l'ai pas remarqué.

La preuve que le transport d'une sueur formée se fait vers les voies aëriennes, c'est que tout le monde vous dira: je suis enrhumé, et j'ai mal à la poitrine, parce que j'ai eu chaud et froid; et c'est une sueur rentrée qui m'a causé cela assurément, tout le monde ne se trompe pas.

Voilà pour les changemens atmosphériques subits. Voyons maintenant ceux qui sont graduellement augmentés et longtemps soutenus du froid au chaud : je l'ai dit, il y aura souvent formation dartreuse suivant la disposition du sujet, et du chaud au froid rigoureux graduellement augmentés, voilà ce qui a lieu :

1. La sueur dans ce cas devient peu-à-peu. nulle, et les reins suppléent à cette fonction Le même abaissement de température, qui a empêché la formation de la sueur, irrite en même temps les organes sécréteurs de l'urine; cette dernière devient très abondante et entraîne avec elle des élémens destinés à constituer la sueur, et qui agissent souvent, en traversant la substance rénale comme ceux de l'urine, dans le réseau périférique; aussi les ulcères des reins ne sont-ils pas rares dans les pays froids et dans nos climats chez les frileux.

Un fait non moins notoire, c'est que ces principes sudorifiques accidentellement arrivés dans le bassinet, après avoir traversé les mamelons rénaux, peuvent se combiner aux sels de l'urine et former des calculs qui sont ordinairement conduits dans la vessie par les uretères.

La preuve que la matière de la sueur non formée est expulsée par les reins, dans un froid de longue durée, c'est qu'aucune autre fonction n'est dérangée dans ce cas, pas même les voies aëriennes.

En résumant ce chapitre de pathologie spéciale, l'on voit une série de maladies prendre naissance chacune en particulier sous telles ou telles influences atmosphériques. Il ne serait pas sans intérêt de les suivre dans leurs développemens, et surtout dans les changemens morbides qui s'opèrent.

Mais alors je dépasserais de beaucoup le but que je me suis proposé, qui est de ne faire qu'un petit traité laconique ; on a dû remarquer que j'ai passé avec la rapidité de l'éclair sur les maladies de poitrine, et que je les ai à peine effleurées en passant, me réservant d'en traiter longuement dans un autre ouvrage alors plus volumineux ; car mon intention est de ne traiter ici que ce qui a rapport aux dartres et à leurs traitemens; ce dernier va être le sujet du chapitre suivant.

CHAPITRE V.

(MILLE MALI SPECIES MILLE SALUTIS ERUNT.)

THÉRAPEUTIQUE.

La thérapeutique est l'art de rétablir une ou plusieurs fonctions lésées dans l'économie animale ; elle emploie pour cela le secours des médicamens; ces derniers agissent presque toujours en modifiant l'économie et non pas, comme le croit le vulgaire, en neutralisant le principe morbide.

Les dartres ont été considérées par ceux qui ont écrit avant moi sur cette affection, comme une maladie dermoïde ayant son siége dans la peau, sa cause héréditaire ou spontanée, (moyens très-faciles d'expliquer sa formation.)

On en a décrit de tant de sortes, qu'en lisant les auteurs tant anciens que modernes, qui ont écrit avant moi sur cette maladie, on en trouve de plus de 500 variétés ; est-il possible de s'y reconnaître, et ils ont presque tous pris l'effet pour la cause, et les symptômes pour des variétés de dartres, et ont presque tous conseillé l'emploi du soufre dans le traitement de cette affection. Voyons ce qui a pu les y conduire.

Sans doute parce que le soufre guérit la gale, et que cette dernière est une affection cutanée; on a cru trouver de l'analogie entre ces deux irruptions, alors on leur a opposé le même traitement. Il y a cependant une grande différence entre l'*herpès* et le *psora*; ce dernier vient de l'extérieur et l'autre de l'intérieur. Ainsi l'erreur n'est pas petite; tandis que l'une est parfaitement détruite par ce spécifique, l'autre au contraire est augmentée.

On m'objectera sans doute qu'on guérit cette maladie à l'hôpital Saint-Louis où l'on emploie le soufre en bains, en pommades, en fumigations et même à l'intérieur; et que si l'on n'avait pas de bons résultats de l'emploi de ce minéral, on cesserait de le mettre en usage; d'ailleurs que les malades eux-mêmes n'iraient pas.

Voilà des argumens qui paraissent inattaquables et qui vont pourtant être renversés de fond en comble; je prendrai l'expérience pour témoin.

Assurément les sulfureux tant à l'intérieur qu'à l'extérieur font beaucoup espérer de leur emploi dans cette affection ; mais malheureusement ils trompent le médecin et le malade, puisqu'à l'intérieur ils agissent comme sudorifiques, et alors ils ouvrent les bouches excrétoires et facilitent la sortie des sueurs, pour ainsi dire stagnantes, à l'extérieur, en bains où fumigations; ils agissent comme émoliens et facilitent aussi la sortie de ces mêmes humeurs. La partie affectée, débarrassée momentanément de ces fluides mordicans reprend sa couleur naturelle, et les malades se croient guéris; mais malheureusement ce n'est pas de longue durée, l'on n'a agit que sur l'effet de la maladie ; il faut remonter à sa cause où sans cela point de guérison; les vaisseaux dégorgés momentanément se rempliront, et vous aurez une dartre souvent plus considérable qu'elle n'était à priori.

Vous perdez votre tems, déboucheurs de vaisseaux,
Car la source infectée, infecte lés ruisseaux;
Vous épuisez ceux-ci, qu'elle faible ressource,
Voulez-vous tout tarir, commençez par la source.

C'est donc à la source de cette maladie qu'il faut opposer un traitement à l'endroit même où il y a lésion de fonctions et de l'organe chargé de l'accomplir.

Dans les dartres, il y a presque toujours formation abondante de chaleur qui s'échappe plus abondamment par certaine partie du corps que par certaines autres, ce qui explique pourquoi l'affection est local; car ceux qui suent beaucoup à la figure l'auront à cette dernière, et ainsi de suite pour chaque partie du corps (je ne sache pas qu'il y ait d'exception). La fonction des urines est presque toujours ralentie, et cette dernière est épaisse, rouge, et les malades peuvent la garder très long-temps dans la vessie, sans la rendre. C'est ordinairement vers les organes sécréteurs de l'urine qu'il faut diriger son traitement interne, ainsi que sur le canal intestinal, s'il est en bon état.

Il faut, pour remplir ces indications, un stimulus refrigerent linitò diurétique, afin de rétablir l'équilibre des fonctions en excitant les organes abdominaux à remplir intégralement leurs fonctions.

Localement, l'huile de croton-tiglium saturée d'un sel résolutif et mis dans un excipient oléagineux convenable, fait un excellent liniment pour faire disparaître assez promptement les fluïdes hétérogènes qui détruisent les réseaux capillaires périfériques, et les font retrograder de la route accidentelle qu'ils avaient prise.

Ainsi l'on voit que l'équilibre étant rétabli et les vaisseaux capillaires cutanés débarassés de ces fluides mordicans, c'est ce qu'on peut appeler une cure radicale. Il convient seulement de prendre des précautions pour éviter qne la cause qui a produit le premier dérangement n'en produise un second.

Les dartres compliquent très-souvent la syphilis et vice-versà; mais cette affection d'un genre mixte disparaît très-bien à raison d'une légère modification dans le traitement des dartres.

Mais lorsque l'herpès se joint à la gale ou cette dernière à la première, il faut opposer deux traitemens différens qu'on modifiera, suivant les circonstances, et qui peuvent faire varier l'indication; ce qui, je crois, est inutile de décrire, mais qui cependant ne doit pas échapper à la sagacité du médecin.

CHAPITRE VI

PSORA.

La gale, comme on l'appelle vulgairement est une maladie cutanée venant de l'extérieur, et que l'on guérit bien par l'emploi des sulfureux tant internes qu'externes, quoique j'aie vu des galeux qui m'ont assuré avoir gardé cette affection sans pouvoir s'en débarasser entièrement, quoique ayant suivi régulièrement les traitemens sulfureux et autres qu'avaient prescrits les personnes de l'art ; tant qu'à moi je les ai toujours parfaitement guéris avec les sulfurò saturno aluminè, dans un excipient convenable auquel j'ajoutais un correctif. Je fais frictionner deux fois seulement dans la saison chaude et trois dans la saison froide ; je purge ensuite et en moins de huit jours tout est fini. Je ne me suis pas étendu au sujet de la gale, parce que mon intention n'est pas de répéter ce que d'autres ont dit avant moi ; j'écris dans l'espoir d'être utile à mes semblables, et non pas par vanité ; ma franchise, mes veillées et mes consultations gratuites le prouvent assez.

Au sujet de l'hôpital Saint-Louis, si quelqu'un conserve encore des doutes sur ce que j'ai avancé, qu'il questionne les dartreux qui ont subi un ou plusieurs traitemens, il verra que la dartre augmente en raison directe du nombre des traitemens, et si l'on m'en cite quelques-uns qui s'y sont trouvés guéris, le nombre en sera très-petit; ce ne sera pas par l'usage des sulfureux, c'est que la nature aura rétabli sa fonction d'elle-même; mais, je le répète, le nombre en sera très-petit, car tous ceux qui sortent en apparence guéris de cet endroit ont une rechûte de leur maladie dans les premiers mois qui suivent leurs sorties de cet hôpital. Cela se conçoit très-bien d'après les raisons que j'en ai données. Il est bien facile de mettre tout le monde d'accord au sujet de l'hôpital Saint-Louis.

Il y a malheureusement trop de témoins à consulter.

Mais ce qui n'est pas facile, c'est de ranger les médecins de mon parti (pourtant je le désire dans l'intérêt de l'humanité), afin que méthode fût généralement suivie puisqu'elle

Quelques médecins diront, en lisant mon ouvrage, qu'il ne se peut pas que j'aie trouvé la véritable cause des dartres, et par la même raison, le traitement qui convient, lorsque tant d'hommes célèbres l'ont cherché en vain depuis tant de siècles. Je réponds à cela, vous serez forcé d'admettre ma théorie, puisqu'elle est prouvée par l'expérience; et, si vous refusez mes explications, donnez-moi des dartreux à guérir, même les plus affectés de cette maladie, et si je ne les guéris pas dans un temps proportionné à leur maladie, je m'engage à ne leur rien demander, et de plus à payer chez le pharmacien les médicamens qu'ils auront employés pour obtenir leur guérison. Exigez-vous un laps de temps plus ou moins long, pour assurer qu'il n'y aura pas de rechûte; je vous l'accorde, fixez-le vous-même.

Je vais terminer ce chapitre par quelques citations de guérisons de maladies dartreuses prises sur mille. Je vais choisir de préférence ceux qui par état sont tenus de répondre au public.

M. Auguste, rue Saint-Honoré, n. 325, au cinquième, garçon servant au café de la

Paix, avait une dartre croûteuse aux mains, aux bras et avant-bras, aux cuisses, aux jarrets et surtout à la figure, et portait continuellement des gants, même pendant son service, tant ses mains étaient hideuses, et sa figure rouge et boutonneuse ressemblait à celle de certains ivrognes (quoique ce jeune homme fût très-sobre). Cette dartre allait de mal et en pis depuis cinq ans; et c'était la deuxième année qu'il était forcé de ne pas quitter ses gants. Il prit le traitement que je lui conseillais, mais seulement il restait encore quelques traces de sa dartre, surtout aux jarrets; lorsque je ne le revis plus que longtemps après, alors la maladie avait fait de nouveaux progrès. Il reprit son traitement pendant six semaines et fut radicalement guéri. Je l'ai revu deux ans après, et il m'a dit que sa dartre n'avait pas reparu. Le même jour, où je vis ce garçon de café, vint aussi un autre jeune homme pour me faire voir une dartre située à l'aile gauche du nez; je le mis à l'usage de mon sirop anti-herpétique et de mon liniment, dans un mois il fut totalement guéri. Ce jeune homme avait fait usage de bains sulfureux et ne s'en était pas mieux trouvé.

Plus tard, M. Lalois, marchand de vins, rue de Sèvres, n. 103, avait une dartre aux mains et aux avant-bras qui lui durait depuis huit ans, et pour la guérison de laquelle il avait employé une grande quantité de remèdes différents, sans en éprouver de mieux; son médecin lui disait que tant qu'il mettrait ses mains à l'eau froide il ne guérirait pas; il continua de rincer ses verres dans l'eau froide et fut guéri en quatre mois.

Je traite encore en ce moment une dartre vive; la malade est une nommée Madame Soim, portière, rue Saint-Germain-des-Prés, n. 31, hôtel des États-Unis; elle vint me faire voir une dartre qui occupe au moins la moitié de la surface de son corps par taches d'un rouge écarlatte et prêt à s'ulcérer en certains endroits, comme aux jambes, aux cuisses, etc; elle avait suivi sans succès les conseils de plusieurs médecins qui, au rapport de la malade, ont pris mon adresse. Cette malade n'a plus de dartres; mais je lui conseille de suivre mon traitement encore quelque temps, autrement il pourrait y avoir une rechûte; mais je pense que la malade ne se négligera pas.

Il est venu, il y a environ un mois, un nommé Mattibé, tonnelier, rue de Bercy, n. 4, à Bercy, et qui avait une dartre ulcérée en plusieurs endroits; il marchait avec une extrême difficulté; les trois quarts de son corps était d'un rouge vif. Je l'ai mis à l'usage de mon sirop et de mon liniment; huit jours après il ne ressentait déjà plus de douleurs causées par ses ulcères; ces derniers se refermèrent, et depuis il va considérablement mieux.

Je passe rapidement sur ces détails, car je ferais, je crois, un très-gros volume in-quarto, si je voulais rapporter toutes les circonstances détaillées des affections dartreuses que j'ai guéries; mais encore une fois je le répète, je ne veux faire qu'un précis laconique, afin d'être utile au public; si j'ai réussi, je trouverai ma récompense dans le bien que j'aurai fait.

Je vais consacrer quelques feuilles de mon livre à décrire une maladie moins voyante, à la vérité mais qui n'en est pas moins désagréable; pour cela je veux parler de la syphilis qui entraîne souvent après elle des conséquences funestes non pas par la malignité de la maladie, mais par la malignité du genre humain. Les hommes surtout aussi despotes qu'injustes à l'égard des pauvres victimes qu'ils ont attrapées, n'en parlent souvent qu'avec le ton du mépris, (heureusement tous ne sont pas de même, j'en vois quelquefois qui les font guérir) mais cela est rare.

DE LA SYPHILIS.

La syphilis si répandue de nos jours est une affection bien moins grave qu'elle n'était autrefois, puisqu'alors il en mourrait beaucoup de cette maladie; aujourd'hui les relevés de la mortalité dans les hôpitaux de Paris, prouvent qu'il meurt bien moins de malades à l'hospice du midi, où l'on traite spécialement cette affection, que dans tout autre hôpital, comparativement au nombre: encore est-il digne de remarque que les trois quarts de ceux qui perdent la vie dans cet endroit, c'est d'une autre maladie que celle syphilitique !

A quoi donc attribuer cette bénignité de la maladie qui nous occupe, et que nos anciens médecins disaient être si terrible, mais rare et difficile à guérir, aujourd'hui si commune et si facile à guérir (du moins dans le plus grand nombre des cas), ne serait-ce pas à la mauvaise manière de traiter cette maladie.

Par exemple, comme d'emplir les malades de mercure (passez moi l'expression), ce qui aggravait leur maladie dans un grand nombre de cas et la rendait incurable, comme je le démontrerai ci-après :

Sur vingt maladies du genre de celles qui nous occupe, dix-neuf au moins sont des écoulemens, et sont aggravées par le mercure au point de devenir incurables, et c'est précisément ces écoulemens qui font l'objet principal de ma recherche dans cette maladie.

Ici plusieurs questions se présentent :

1° Une femme qui a un écoulement avec d'autres symptômes vénériens peut-elle le communiquer dans l'accouplement des sexes à un homme bien sain ?

Celle qui a un écoulement de flueurs blanches au commencement et à la fin des règles ?

Et celle même qui n'en a pas du tout peut-elle par le fait seul de l'échauffement, dans la copulation, être la cause d'un écoulement chez l'homme ?

La première question est résolue par l'affirmative, et les deux autres le sont aussi; mais il faut pour cela que l'echauffement ait lieu à l'approche du flux menstruel où aussitôt sa disparition. L'expérience m'a prouvé la véracité de ces faits d'une manière à n'en plus douter.

Combien l'humanité n'a-t-elle pas à gémir d'un tel fléau; combien aussi d'époux désunis qui s'accusent mutuellement de débauches?

Combien de filles en livrant leurs premières faveurs, à l'approche ou à la fin de leurs règles ont causé des écoulemens à des hommes qui ne s'étaient jamais joints à aucunes femmes; et d'autres s'en étant abstenues depuis plusieurs années, combien ai-je vu d'arrogans maris conduire chez moi leurs épouses innocentes et vertueuses, qui, disaient-ils, leur avaient communiqué un écoulement. Je m'estimais heureux, quand je pouvais leur faire comprendre la vérité; tous ces faits et beaucoup d'autres ayant été observés dans ma pratique, j'en rapporterai quelques exemples.

Un homme d'environ 40 ans, veuf depuis 6 ans, et qui ne s'était joint à aucune femme depuis 5 ans, se maria avec une demoiselle de 22 ans. Huit jours après son mariage, il eut un écoulement très-abondant d'un jaune verdâtre et qui lui causait des cuissons en urinant. Il m'assura n'avoir jamais eu de ces sortes de maladies. Au sujet de sa femme, il m'a dit qu'elle était aussi neuve qu'on pouvait l'être.

Trois semaines de traitement firent cesser entièrement cet écoulement. Il revit sa femme après cela, ayant soin de se nettoyer l'un et l'autre. Ils n'ont jamais revus d'écoulement survenir depuis celui du mari, puisque la femme n'a pas même de flueurs blanches.

Il vient chez beaucoup de femmes ayant un petit écoulement de flueurs blanches (mucosités puriformes), un ou plusieurs jours avant d'avoir leur sang menstruel, et qui dépasse d'un ou plusieurs jours la disparition de leur regle, et que je nommerai flueurs blanches menstruelles. Pendant ce temps et à plus forte raison, dans la menstruation, les femmes devraient refuser opiniâtrement la jonction amoureuse; par ce moyen elles éviteraient des maladies aussi désagréables que fâcheuses (connues sous le nom d'échaufsement). Les flueurs blanches permanentes, c'est-à-dire qui ont toujours lieu, certainement ne déterminent pas un écoulement chez l'homme, à moins qu'elles ne soient jointes aux flueurs blanches menstruelles; car ce sont ces dernières qui, étant absorbées par une membrane muqueuse, détermine un écoulement local. Ainsi l'on conçoit que dans le coït, si elles se trouvent être introduites dans le canal de l'urètre chez l'homme, elles y déterminent un écoulemeut connu sous le nom de gonorhée; si elles sont absorbées autour du gland, la peau se détruit, c'est la gonorhée batarde.

Que ce même gonoreïque se joigne à la même ou à une autre femme, il lui communiquera cet écoulement ?

J'ai vu beaucoup d'hommes sans précaution qui, après avoir touché à leur écoulement, se frotter les yeux avec leurs doigts encore mouillés, et avoir ensuite un écoulement par la conjonctive. Je n'en ai vu qu'un seul par les fosses nazales; j'ai vu un grand nombre de fois des maris et femmes venir chez moi, aussitôt l'apparition d'un écoulement chez le mari, se taxant réciproquement d'infidélités. Les époux rassurés par moi me promettaient de ne pas se joindre que l'écoulement du mari ne fût entièrement passé. Lorsqu'il arrivait aux imprudens de ne pas suivre mes avis à cet effet, quelques jours après l'action copulatoire, la femme avait aussi un écoulement jaune verdâtre, moins douloureux, mais plus difficile à guérir que chez l'homme, et cela est arrivé un grand nombre de fois.

Je ne citerai pas d'amant pour exemple, parce que leur fidélité paraît toujours équivoque dans l'esprit du lecteur, quoique je puisse assurer en avoir vu un grand nombre qui m'ont donné des preuves suffisantes pour me persuader de leurs fidélités réciproques.

Je pourrai rapporter des faits par mille (parce que je traite spécialement cette maladie et celle de la peau); mais je pense que tout lecteur judicieux trouvera dans cet exposé de quoi lui suffire pour ne pas brutaliser ou délaisser sa fidèle compagne. Avant d'avoir acquis une entière conviction des faits qu'il lui impute, afin de prouver que je ne suis pas seul de cet avis, je vais copier un exemple rapporté par Daussin-

Dubreuil, dans un traité des glaires, p. 69, qui parut en 1813. Il renferme, dit-il, une doctrine bien opposée à celles de certains écrivains superficiels, qui sans s'inquiéter du mal qu'ils peuvent faire, assurent très-gratuitement que la couleur jaune et verte est toujours la preuve d'une inoculation vénérienne.

Aussi a-t-il déjà rétabli la paix dans un grand nombre de ménages que cette erreur avait divisés. Je conserve avec soin, continue le même auteur, la lettre d'un médecin célèbre par les écrits qu'il a publiés et par les honneurs dont le gouvernement l'a comblé. Je lui avais adressé un exemplaire de la première édition ; après m'en avoir remercié, il s'exprime ainsi : dit l'auteur du livre cité.

Votre ouvrage a servi, je dois l'avouer, mon cher confrère, à me diriger dans le traitement d'écoulemens survenus à un jeune mari et à sa jeune épouse, le lendemain même de la célébration de leur mariage. Ces jeunes gens, auxquels je prends le plus vif intérêt, détestaient déjà le destin qui les avait unis, lorsque se découvrant à moi, je leur ai fait connaître la véritable cause des symptômes qui les affligeaient. Tant en vérité je ne sais trop ce qu'ils seraient devenus l'un et l'autre si, s'adressant à d'impitoyables routiniers, le mot vénérien eut seulement été prononcé.

Je pense souvent à une scène tout-à-fait attendrissante qui s'est passée chez moi en 1799

Deux jeunes gens, mariés depuis quelques années, se trouvèrent atteints d'un écoulement dont la matière était d'un jaune verdâtre; ignorant qu'un chagrin violent, occasionné par la mort d'un enfant chéri, pouvait en être la cause, ils s'accusaient réciproquement, et appréhendaient la moindre communication. Ils se devinrent encore plus suspects, lorsqu'un homme qu'ils consultèrent eut assuré que le mal était vénérien et qu'il exigeait un traitement dans lequel, disait-il, on ne pouvait se dispenser d'employer le mercure. Un de leurs amis, à qui le mari confia ses inquiétudes et ses soupçons, lui conseilla de se procurer mon ouvrage qu'il fit lire à son épouse. Après avoir cru y découvrir son innocence, il ne jugea pas prudent de se borner à cette lecture, il voulut savoir de moi-même ce que je pensais de leurs situations; après les avoir questionnés, je n'hésitai pas d'attribuer leur écoulement, qui était bien moindre chez le mari, aux affections morales dont la cause était connue ; je viens de le dire, la mort de leur enfant, à peine eus-je prononcé ces mots, vous n'êtes coupables ni l'un ni l'autre; les vifs chagrins que vous avez éprouvés ont seuls produit le mal qui vous afflige ; qu'ils se jetèrent à genoux l'un en face de l'autre et se demandèrent pardon de tout ce qu'ils avaient pu se dire d'offensant, leurs mots entrecoupés et accompagnés d'un torrent de larmes. Les caresses qu'ils se firent m'avaient tellement ému que j'eus beaucoup de peine à conserver le calme dont j'avais besoin pour continuer de leur parler, et leur prescrire les remèdes que je jugeais convenables. J'avoue que je n'ai jamais éprouvé plus de jouissance, et que je ne me suis jamais cru plus récompensé de mes travaux.

Ici ces deux auteurs sont d'accord sur la cause qu'ils attribuent à des peines vives de l'âme ; mais j'ajouterai que ces affections morales sont souvent la cause qui détermine ces flueurs blanches menstruelles, qui ont quelquefois tant d'acrimonie, qu'il en faudrait fort peu pour déterminer un écoulement

(blenoragique). Donc les femmes qui ont des flueurs blanches menstruelles ne doivent pas souffrir l'approche des hommes, tant que cet écoulement périodique a lieu, pour éviter les suites fâcheuses qui en résulteraient; car on doit voir clairement, d'après tout ce qui vient d'être dit, combien les écoulemens par suite du coït sont fréquens, combien aussi des femmes qui ne croient avoir que de simples flueurs blanches (survenues après l'acte copulatoire) ont des écoulemens qui sont aussi désagréables pour elles que dangereux pour les hommes qui les approchent; désagréables pour elles, parce qu'elles sont toujours mouillées et salissent leur linge qui est taché en jaune verdâtre, et les épuisent considérablement.

Dangereux pour les hommes, parce qu'ils gagnent de suite un écoulement qui les fait souffrir pendant quelque temps; puis la douleur disparaît et l'écoulement persiste, à moins qu'ils ne fassent un traitement méthodique et curatif (surtout sans mercure). Je dois dire au sujet des hommes, qu'il y en a beaucoup auxquels il reste un peu découlement gros comme la tête d'une épingle chaque matin seulement (blenorhée). Une grande partie de ces hommes ne veulent pas se traiter pour cela, parce qu'ils disent que c'est trop peu de choses; que d'ailleurs ils ont souvent vu des femmes qui ne se sont plaint de rien, d'où ils tirent la conséquence que ce n'est pas très-dangereux. Cela sans doute peut bien ne pas être très-dangereux, mais cependant l'être assez pour exiger un traitement; car le plus ordinairement il se communique. Comment oser se marier, etant encore sous l'influence d'une telle maladie, que ne doit-on pas redouter pour sa race future?

Maintenant que penser de cette conclusion? Des femmes qui ont souffert mon approche ne s'en sont pas plaint, combien de femmes n'osent pas s'en plaindre, soit par pudeur, par timidité, par indignation même, par crainte d'être taxée elle-même d'avoir communiqué cette affection? Car je dois dire que beaucoup d'hommes ne sont guère justes à cet égard; j'en vois tous les jours qui, après avoir eu une maladie secrète rentrée ou mal guérie, s'échauffer dans la copulation, la maladie reparaît de nouveau. Ils viennent souvent me faire visiter une fille à peine effleurée, et à laquelle ils viennent de communiquer la maladie, me disant l'avoir reçue d'elle.

Beaucoup de femmes voudraient savoir si elles ont un écoulement blenorhagique contagieux ou de simples flueurs blanches, elles n'osent pas aller chez le médecin parce qu'elles craignent qu'il ne les découvre pour les visiter, et cette pudeur est la cause qu'une maladie si facile à détruire dès le commencement est plus difficile par la suite; puis elles n'osent pas se marier s'il se présente un parti.

A moins qu'il n'y ait des boutons ou des plaies, je n'en visite aucune; la matière sur du linge suffit toujours au médecin instruit pour voir d'où un écoulement prend sa source et diriger un traitement sans mercure, ni tisane

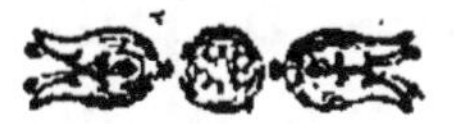

MANIÈRE

de faire usage des médicamens qui détruisent les maladies qui font l'objet de ce Mémoire.

N° 1.

Le sirop anti-herpétique ou contre les dartres, se prend de la manière suivante : une cuillerée à bouche mise dans un verre d'eau, de tisane, ou d'une boisson quelconque ; il faut boire cela le matin, si l'on veut évacuer le jour, et le soir si l'on préfère être dérangé la nuit. Les personnes très-difficiles à purger pourront en prendre matin et soir pour éprouver un bon effet de ce sirop ; il faut prendre la quantité nécessaire pour aller une fois au moins et deux fois au plus à la garde-robe par 24 heures. Il faut augmenter ou diminuer la dose en commençant par une cuillerée à bouche, comme je l'ai dit, dans un grand verre de boisson. Il faut prendre cela trois heures avant ou après le repas, parce qu'il ne faut rien avoir dans l'estomac; (les personnes faibles commenceront par une demi-cuillerée s il en est besoin, de manière à n'aller que deux fois au lieu d'aisance).

N° 2.

La mixture contre les écoulemens et les flueurs blanches se prend de la manière suivante :

Une cuillerée à bouche dans un verre d'eau d'un demi-setier, 5 à 5 fois par jour, une heure avant le repas, ou deux heures après.

La première bouteille de cette mixture éclaircit considérablement l'écoulement ; la seconde bouteille diminue la quantité en continuant de l'éclaircir; enfin les malades pourront eux-mêmes évaluer ce qu'il leur en faut, d'après le mieux qu'ils auront obtenu ; cela dépend de l'ancienneté de la maladie; car souvent cette dose suffit pour détruire une maladie récente ; mais pour une maladie invétérée, assurément cela ne suffit pas.

Les personnes qui ne peuvent rien boire pourront se guérir avec des lavemens; mais cela revient à beaucoup plus cher.

J'ai fait préparé un Gargarisme, anti-dose du mercure, qui arrête la salivation mercurielle en moins de cinq jours.

LE LINIMENT ANTI-HERPÉTIQUE

S'emploie de la manière suivante :

Une goutte sur le doigt, puis en frotter la partie affectée à peu près l'étendue d'un sou. Ainsi autant de fois que la dartre occupera cette grandeur, autant de gouttes il faudra y employer, le soir seulement avant de se coucher.

Ma pommade anti-psorique est si efficace que je n'ai jamais manqué de guérir un seul galeux, le plus ordinairement en deux jours dans la saison chaude, et trois dans la saison froide. Cette pommade s'emploie de la manière suivante : d'abord il faut se placer les avant-bras auprès d'un feu de bois ou de charbons, puis mettre avec une main, gros comme une noisette de pommade sur l'avant-bras, et l'étendre depuis le poignet jusqu'au pli du coude, et ensuite en frotter partout où il y a des boutons, au moins un quart d'heure de temps aussi chaud qu'il sera possible de l'endurer, et frotter avec les mains jusqu'à ce que la peau soit sèche, et se coucher ensuite après avoir employé la moitié du pot en été et le tiers en hiver. Le lendemain du jour de la dernière frotte il faut prendre un bain de propreté, puisque tous les boutons qui étaient rouges sont devenus noirs, ce qui assure que le vice psorique est détruit. Cependant pour éviter qu'il ne revienne des dépôts de gale ou autre abcès, j'ai l'habitude de purger pendant huit jours au moins. Beaucoup de personnes ne pouvant pas faire de tisane, même quand elle serait faite, n aurait pas le loisir de la prendre;

c'est pour obvier à cela que je fais prendre un composé qui a l'avantage de purger en détruisant le reste de la gale. On en prend une cuillerée à café tous les matins, dans un verre d'eau; il faudrait augmenter si l'on n'allait pas deux fois à la selle dans 24 heure, et diminuer si l'on y allait davantage.

J'ai aussi fait préparer un liniment pour détruire les poireaux et végétations, ainsi que des bougies médicamenteuses; le tout se trouvera à l'adresse d'un pharmacien, de la rue des Lombards, qui prépare le tout avec un soin et une exactitude qui lui valent la bienveillance générale.

RÉGIME

à observer pour la guérison de la maladie secrète.

Evitez de manger de la charcuterie, fromages salés, fruits crus, salade, vin pur et surtout des liqueurs quelles qu'elles soient; évitez aussi les grandes fatigues, si vous pouvez.

La gale et les dartres n'exigent pas de régime.

PROBLÊME

SUR

LE SPIRITUALISME.

Un matin, mon domestique m'annonça un étranger qui, disait-il, désirait me parler. Après s'être excusé sur le dérangement qu'il pouvait me causer à cette heure, s'exprima ainsi :

Je suis étranger, et je viens à Paris, tout exprès pour vous voir.

J'ai assisté avec un curieux plaisir, aux séances magnétiques que vous donnâtes à la Croix-Rouge, l'été dernier, et je vous avoue que j'ai été fort surpris de voir et d'entendre votre somnambule épileptique répondre à la pensée de chaque personne que vous touchiez. Je ne doute nullement que cette malade n'ait été guérie par le magnétisme animal, puisque des personnes de ma connaissance, qui restent à Paris, m'ont assuré l'avoir revue longtemps après l'époque qu'elle avait prédit être le terme de sa guérison ; elle leur a assuré ne pas avoir eu de nouvelles attaques de sa cruelle maladie.

Ce qui m'a encore surpris davantage, c'est, à nos instantes sollicitations de vous voir annoncer le degré d'esprit qu'avait chaque auditeur. Sur vingt à-peu-près que nous étions, j'en connaissais dix à douze parfaitement, et je puis vous assurer que vous avez rencontré juste.

J'ai lu la Cranoscopie du Docteur Galle, mais je puis vous assurer n'y avoir rien vu de semblable. Je me suis rappelé que vous avez dit que vous ne fesiez aucun secret de votre savoir. Plein de confiance dans vos pronostics, Monsieur, je me suis mis en route pour vous prier de résoudre cet intéressant problême métaphysique.

Monsieur, répondis-je, les raisons que je vais vous donner, pour résoudre le problême en question, ne sont point du tout métaphysiques : elles sont, au contraire, toutes physiques, il ne faut que contempler la nature pour apercevoir ces résultats; mais, pour en faire une juste application au genre humain, il faut d'abord examiner l'échelle animale sous le rapport physique, ensuite sous le rapport spirituel, puis, d'espèce à espèce, enfin d'individu à individu.

Posons en principe général que tout ce qui a vie animale a d'autant moins d'esprit qu'il a le cou plus alongé la tête plus petite et moins ronde, proportionnellement au corps de l'individu et *vice versà*.

J'entre en matière, en cherchant dans le règne animal quels sont les animaux qui ont le moins d'esprit (dont l'instinct est le premier degré); les dindons, les oies, me paraissent les plus sots, puisqu'ils ont à peine l'instinct de retrouver leur asile; j'examinerai donc leur conformation qui est cou très-alongé, tête peu ronde, mais surtout très-petite, relativement à leurs corps : j'infère de-là qu'ils sont les plus sots, d'ailleurs cet antique proverbe, *béte comme un dindon*, *béte comme une oie*, peut bien me dispenser de preuves. Voilà donc le premier échelon instinctif animal, dont les oiseaux, en général, feront le second. Au troisième échelon, se trouve, l'âne toujours, d'après la longueur de son cou et la grosseur de de son cerveau, relativement à son corps. Le proverbe, à son sujet, pourrait bien me dispenser de rappeller ces entêtemens imbécilles qui lui valent des coups de bâtons. Un peu plus haut, se trouve le bœuf et le cheval qu'on dresse au combat comme au travail. Arrivons au chien, au renard, au lion, voyez-vous comme la tête grossit et se développe antérieurement : à mesure que nous montons dans l'échelle animale, comme le cou se raccourcit. Personne ne doute de l'instinct de l'esprit même de ces sortes d'animaux; qui ne connaît la prévoyance du chien, la malice combinée du renard et la noblesse du caractère du lion. Montons encore un échelon : ici se présente le chat ; tout le monde sait de quoi est capable ce rusé malin. Un échelon plus haut, est le singe, comme le cerveau s'arrondit et se développe antérieurement. Remarquez aussi comme cette tête est peu distante de la poitrine; enfin, il faut arriver au genre humain : *quel énorme cerveau pour un si petit corps.*

Après avoir comparé d'espèce à espèce, comparons d'individu à individu (toujours d'après le même principe).

Tout le monde sait, aussi bien que moi, que les femmes ont généralement le cou plus long et la tête plus petite que les hommes. Personne ne doute aussi quelles soient moins aptes à cultiver les sciences.

De femmes à femmes, chacun sait, comme moi, que celles qui ont un grand cou et un front étroit, sont jolies, parce que cette conformation leur donne de la grâce ; mais ce sont aussi les moins spirituelles : c'est, sans doute, ce qui a donné lieu à l'épigramme suivante, que tout le monde connaît.

Oui, j'en conviens, ta maitresse est fort belle,
Mais elle est sotte à faire reculer.
Que diable fais-tu donc près d'elle?
— Moi, je la regarde parler.

D'homme à homme, voyez tous les bustes de nos grands auteurs, comme ils ont un large front bombé. Comparez-les avec les tempes creuses de la plupart de nos campagnards et d'un grand nombre de citadins, quelle différence dans la conformation cervicale, mais aussi quelle différence spirituelle!

Enfin qui ne connaît les reparties heureuses et spirituelles des bossus qui ont, pour ainsi dire, la tête sur la poitrine, tant ils ont le cou court, et qui souvent ne savent ni *A* ni *B*. Ainsi, vous pouvez, Monsieur, faire une application de ce système à tous les animaux quels qu'ils soient, bipèdes ou quadrupèdes, et vous verrez que cette règle ne souffre pas d'exceptions. Je suis donc en droit de conclure, d'après cela, qu'on a d'autant plus d'esprit (de génie même) qu'on a le cerveau plus développé antérieurement et plus rapproché de la poitrine, et *vice versà*.

---Permettez-moi, Monsieur, de vous interrompre un instant pour vous citer un villageois qui a effectivement le cou fort long et le front retréci, et qui est aussi très-sot. Mais ce qui est surprenant, c'est qu'il a un fils qui naquit avec la même conformation que le père; aujourd'hui c'est un avocat très-distingué, et il n'a pas sa même conformation, non seulement cervicale, mais même corporelle. Quel est donc l'agent qui a opéré ce changement, et pourquoi n'en fut-il pas de même de son père?

— Vous devez savoir, Monsieur, que chaque état modifie l'organisme; le père a exercé ses bras et son corps, le fils n'a exercé que son cerveau. Le premier doit être fort des bras et du corps; le développement du cerveau du dernier ne s'est effectué qu'au détriment des autres parties du corps; ainsi, ce que la nature gagne d'un côté, elle le perd de l'autre. Vous avez vu, aussi bien que moi, les gros bras des broyeurs, les fortes jambes des danseurs, les larges et grosses épaules des porteurs de sacs; vous voyez donc que c'est l'exercice d'un organe qui augmente la force locale.

Voulez-vous devenir très-spirituel, exercez votre cerveau, forcez-le même à devenir capable de vous rendre le service que vous attendez de lui.

Cicéron écrivait non-seulement le jour, mais les nuits entières; et, pour ne pas se laisser surprendre par le sommeil, il tenait dans sa main une boule d'airain, et lorsque les fatigues de son cerveau et les pavots de Morphée fermaient sa paupière, sa boule tombait avec fracas : ce qui ne manquait pas de l'éveiller, et il reprenait aussitôt sa plume.

Il faut suivre les traces de ce grand maître, si vous voulez être ingénieux; mais aussi vos membres deviendront faibles, vos organes digestifs débiles, et feront difficilement leur fonction : c'est pour cela que les grands auteurs sont presque toujours malades.

Virgile a dit :

Spiritus intus alit totamque infusa per artus.

L'esprit en-dedans nourrit tout et s'infuse dans l'articulation.

Je partage cet assentiment ; de plus, je crois qu'il s'infuse davantage dans un organe exercé que dans celui qui ne l'est que fort peu, comme l'expérience le prouve ; et comme le fait entendre le même auteur, qu'il nourrit davantage un organe exercé que celui qui ne l'est que fort peu, (nourrit est pris ici dans sa signification propre, du verbe *alere*) ; voilà pourquoi sur un individu un ou plusieurs organes prédominent de force sur un ou plusieurs autres : ce qui explique la disposition à telle cu telle maladie.

Les sens suivent aussi la même loi, et deviennent d'autant plus exquis qu'ils sont plus exercés ; c'est pour cela que les musiciens perçoivent si justement les sons, que les aveugles connaissent si bien les pièces de monnaie, et même jouent aux cartes. Le sens de l'odorat était si exercé par un aveugle, qu'il reconnaissait, par ce seul sens, quand sa fille avait manqué ou non au devoir de la chasteté.

--- Mais, Monsieur, puisque vous avez fait toutes ces réflexions, au résumé que conseillez-vous ? Faut-il exercer son esprit, son corps ou ses sens..

--- Ce que je conseille, Monsieur, c'est de faire ce que conseille J.-J. Rousseau dans le premier volume de de son Émile, c'est-à-dire exercer à-la-fois le corps et l'esprit, afin qu'un organe ne prédomine pas de force sur un autre, et qu'un homme ne soit pas plus déplacé à la tribune qu'aux champs.

FIN.

Imprimerie de J.-L. BELLEMAIN, rue St-Denis, n. 268.

www.ingramcontent.com/pod-product-compliance
Ingram Content Group UK Ltd.
Pitfield, Milton Keynes, MK11 3LW, UK
UKHW020321220726
13923UKWH00003B/1289

9 782019 272685